MÉMOIRE

SUR L'EMPLOI

DU SEIGLE ERGOTÉ,

CONSIDÉRÉ

COMME MOYEN PROPRE A COMBATTRE L'INERTIE
DE LA MATRICE,

ET OBSERVATIONS DE GANGRÈNES SPONTANÉES
FAUSSEMENT ATTRIBUÉES A L'USAGE DE CETTE SUBSTANCE

Par Jules HATIN

Docteur en médecine de la Faculté de Paris ; professeur agrégé à la
même Faculté ; professeur particulier d'accouchemens, de maladies
des femmes et des enfans, et de médecine légale ; président de
l'Académie spéciale d'accouchemens ; membre de l'Académie royale
des Sciences, Inscriptions et Belles-Lettres de Toulouse ; correspondant de la Société royale de médecine, Chirurgie et Pharmacie
de la même ville ; membre des Académies de Pise et de Palerme ;
académicien de l'Athénée de Forli ; correspondant de la Société
médico-chirurgicale de Bologne, du Cercle chirurgical de Montpellier, de la Société de médecine pratique de la même ville ; de la
Société médicale de Tours ; de la Société de médecine de Rouen,
du Cercle médical (ancienne Académie) ; titulaire de la Société
anatomique ; ancien chirurgien interne de première classe des
hôpitaux de Paris ; membre de la Société physico-médicale de
Moscou, etc., etc.

EXTRAIT DE L'ABEILLE MÉDICALE.

PARIS,

Chez
{
J.-B. BAILLIÈRE, libraire de l'Académie royale de
Médecine, rue de l'École de Médecine, n° 13 bis,
WARÉE DE BOISJOLIN et C°, libraires, même rue,
n° 5.
}

1830.

e 152

MÉMOIRE

SUR L'EMPLOI

DU SEIGLE ERGOTÉ,

CONSIDÉRÉ

COMME MOYEN PROPRE A COMBATTRE L'INERTIE
DE LA MATRICE,

ET OBSERVATIONS DE GANGRÈNES SPONTANÉES

FAUSSEMENT ATTRIBUÉES A L'USAGE DE CETTE SUBSTANCE ;

PAR Jules HATIN,

Docteur en médecine de la Faculté de Paris ; professeur agrégé à la même Faculté ; professeur particulier d'accouchemens, de maladies des femmes et des enfans, et de médecine légale ; président de l'Académie spéciale d'accouchemens ; membre de l'Académie royale des Sciences, Inscriptions et Belles-Lettres de Toulouse ; correspondant de la Société royale de médecine, Chirurgie et Pharmacie de la même ville ; membre des Académies de Pise et de Palerme ; académicien de l'Athénée de Forli ; correspondant de la Société médico-chirurgicale de Bologne ; du Cercle chirurgical de Montpellier ; de la Société de médecine pratique de la même ville ; de la Société médicale de Tours ; de la Société de médecine de Rouen ; du Cercle médical (ancienne Académie) ; titulaire de la Société anatomique ; ancien chirurgien interne de première classe des hôpitaux de Paris ; membre de la Société physico-médicale de Moscou, etc., etc.

EXTRAIT DE L'ABEILLE MÉDICALE.

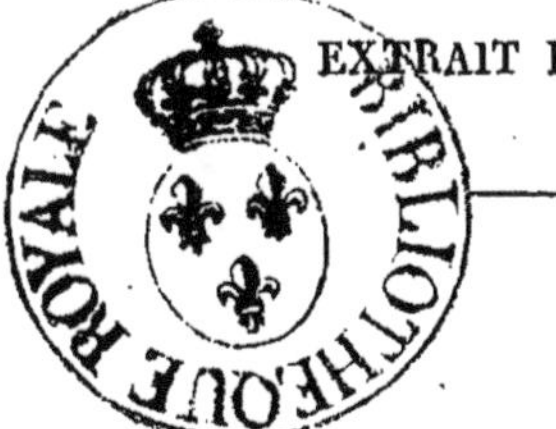

PARIS,

Chez
J.-B. BAILLIÈRE, libraire de l'Académie royale de Médecine, rue de l'École de Médecine, n° 13 bis.
WIEILH DE BOISJOLIN et Cie, libraires, même rue, n° 3.

1830.

IMPR. DE WARIN-THIERREY ET FILS, A ÉPERNAY.

MÉMOIRE

SUR

L'EMPLOI DU SEIGLE ERGOTÉ,

CONSIDÉRÉ

COMME MOYEN PROPRE A COMBATTRE L'INERTIE DE LA MATRICE,

Et Observations de gangrènes spontanées faussement attribuées à l'usage de cette substance.

———

Les propriétés obstétricales du seigle ergoté ne sont pas encore reconnues par tous ceux qui sont à même de l'employer. Il est des auteurs qui prétendent que cette substance n'a aucune action marquée sur la matrice inerte ; d'autres qui vont jusqu'à dire qu'elle doit être mise de côté, comme étant un des poisons les plus dangereux.

Tout récemment encore, un praticien célèbre, fortement prévenu contre le seigle ergoté, bien qu'il ne l'ait jamais employé, attribuait deux gangrènes spontanées qu'il avait à traiter, à l'usage du remède en question. Mais, outre qu'il est reconnu pour nous que les deux malades sur lesquelles notre chirurgien fonde son opinion, n'ont jamais pris un atome de ce remède (1), il est démontré, par des faits nombreux, que la gangrène spontanée des mamelles peut survenir chez des femmes qui n'ont jamais été soumises à l'emploi du seigle ergoté.

(1) Voyez, à la fin de ce Mémoire, les observations détaillées de ces deux malades.

M. *Désormeaux* nous a dit, il y a quelques jours, avoir observé plusieurs de ces gangrènes à l'hôpital de la Maternité, dont il est le médecin en chef. Et d'ailleurs, en supposant, ce qui est peu probable, que, par des doses trop considérables de seigle ergoté, des hommes imprudens aient pu donner lieu à l'accident en question, cela ne prouverait encore rien contre le remède administré à doses convenables, car l'émétique, le quinquina, l'opium, etc., déterminent aussi des accidens lorsqu'on les administre sans mesure.

Prouvons donc, par des faits, que le seigle ergoté doit être considéré comme un remède spécifique contre l'inertie de la matrice, et que, dans aucun cas, il n'a pu produire les accidens que lui attribuent gratuitement certains médecins.

Innocuité du seigle ergoté.

Des individus ont mangé pendant des mois entiers, sans en éprouver le moindre accident, du pain dans lequel le seigle ergoté entrait pour un sixième.

Parmentier a pris impunément, tous les huit jours, 36 grains de poudre de seigle ergoté; il a également fait usage, sans plus d'inconvéniens, d'un pain dans lequel cette substance entrait pour un tiers.

M. *Cordier* a pris deux gros de seigle ergoté, et n'en a éprouvé qu'un peu de mal à la tête et quelques vomissemens.

M. *Goupil* s'en est administré plusieurs fois jusqu'à deux gros et demi, sans plus d'accidens.

Comment ne pas convenir, d'après de semblables faits, que les craintes de ceux qui pensent qu'une dose de 12 à 36 grains de seigle a pu déterminer la gangrène, sont au moins chimériques?

(5)

On a dit aussi, mais sans plus de fondemens, que le
seigle ergoté, administré pendant le travail, pouvait donner lieu à l'inflammation des voies digestives, aux convulsions, à l'inflammation, et même à la rupture de la
matrice. Nous avons eu souvent occasion de faire usage
du remède, et jamais nous n'avons remarqué rien de
semblable. D'ailleurs, pour plus de conviction, nous en-
gageons nos lecteurs à consulter le Mémoire fort inté-
ressant qu'a publié, en 1827, M. le docteur *Villeneuve*:
ils y trouveront le relevé de sept cent vingt observations
publiées par différens auteurs, dans lesquelles le seigle
ergoté a été administré, savoir, 626 fois avec succès
dans l'accouchement proprement dit, dans la délivrance
et dans le cas de perte; 82 fois sans succès, mais sans le
moindre accident; enfin, 12 fois avec accident (1).

(1) Il importe beaucoup de noter ici que les accidens survenus,
dans ces douze cas, sont du nombre de ceux qui accompagnent ou
suivent fréquemment le travail de l'accouchement même le plus
naturel, de telle sorte qu'il est loin d'être prouvé qu'ils doivent être
attribués à l'usage du remède en question; et, en effet, comment
dire qu'une perte, par exemple, a été occasionée par le seigle ergoté, quand tous les jours on emploie ce médicament avec le plus
grand succès contre l'hémorrhagie utérine? comment avancer que
l'inflammation de la matrice ou du péritoine est due au seigle ergoté, quand cette inflammation survient si souvent chez des femmes qui n'ont point fait usage du remède? comment oser mettre
sur le compte du seigle ergoté les convulsions qui suivent quelque-
fois son administration, quand tout le monde sait que cet accident
peut se manifester même chez les femmes qui accouchent sans le
secours de l'art? Et d'ailleurs, ne tombe-t-il pas sous le sens que
si ces accidens étaient l'effet du seigle ergoté, ils devraient se mon-
trer dans une proportion beaucoup plus considérable? Or, nous
venons de prouver que, sur 720 cas, le seigle ergoté a été administré 708 fois sans le moindre inconvénient pour les malades.
Nous pourrions ajouter ici tous les succès que nous avons obtenus,
tant à notre amphithéâtre que dans notre pratique particulière,
sans avoir jamais eu à regretter le plus léger de tous les accidens.

Des faits aussi nombreux et aussi concluans ne parlent-
ils pas bien plus haut que les vaines théories sur lesquelles
se fondent les détracteurs du seigle ergoté? Heureusement le nombre de ces derniers diminue chaque jour, et
bientôt on ne comptera plus dans leurs rangs que quel-
ques-uns de ces cerveaux étroits dans lesquels rien de
bien ne saurait entrer.

Ce que nous venons de dire touchant l'innocuité du
seigle ergoté du côté de la mère, s'applique aussi à l'enfant renfermé dans la matrice, car quoi qu'en aient dit
Chatard, *Moore*, *Dyckman* et autres, il est aujourd'hui
bien reconnu, par tous les accoucheurs de bonne foi, que
le seigle ergoté n'a aucune espèce d'influence fâcheuse
sur la santé non plus que sur la vie du fœtus, quel que
soit le temps qui s'écoule entre le moment de l'administration du remède et celui de l'accouchement. Il est
également démontré que l'action nouvelle dont jouit la
matrice, aussitôt après l'ingestion du seigle, ne peut en
aucune manière compromettre les jours de l'enfant lors
de son passage à travers la filière du bassin.

Voici quelques observations qui viennent à l'appui de
ce que nous venons de dire.

Ire OBSERVATION.

Accouchement déterminé par l'emploi du seigle ergoté.

Madame Lechevin, âgée de 39 ans, d'une très-faible
constitution, demeurant rue de Picpus, n° 22, se présenta à notre amphithéâtre le 20 septembre; elle était
arrivée au terme de sa cinquième grossesse, et éprouvait
depuis quelques heures les douleurs de l'enfantement.
Les eaux de l'amnios s'étaient écoulées depuis deux jours :
du reste rien de remarquable.

Le travail marcha d'abord avec assez de régularité;
mais bientôt il se suspendit entièrement, et ne reparut

(7)

ensuite que faiblement, et à des intervalles plus ou moins
éloignés. La matrice était d'une mollesse extraordinaire,
et son col avait déjà éprouvé une certaine dilatation.

Vingt-quatre heures se passèrent sans qu'il fût survenu
dans l'état de la malade aucun changement bien notable,
si ce n'est que la faiblesse allait toujours croissant.

Voyant que la femme s'épuisait de plus en plus, et que
la matrice continuait d'être inerte, nous lui fîmes prendre un scrupule de seigle ergoté en poudre, délayé dans
un demi-verre d'eau sucrée; au bout de quelques minutes les contractions utérines se firent sentir avec force,
et en moins d'une demi-heure l'accouchement fut terminé. L'enfant était parfaitement bien portant; seulement la couleur violacée de sa peau nécessita une petite
saignée par le cordon ombilical.

Depuis, la mère et l'enfant n'ont pas cessé de se bien
porter.

IIe OBSERVATION.

Accouchement déterminé par l'emploi du seigle ergoté.

Madelaine Berteaud, âgée de 33 ans, d'une constitution peu robuste, ayant eu quinze enfans, enceinte de
son seizième, et arrivée au terme de sa grossesse, se présenta à notre amphithéâtre, le 16 octobre, à sept heures
du soir, pour y accoucher.

Les douleurs se faisaient sentir depuis environ vingt-quatre heures; elles étaient lentes, et portaient souvent
sur les reins ou sur le siége.

Cependant le col utérin avait subi une dilatation égale
à la largeur d'une pièce de cinq francs; ses bords étaient
minces et d'une mollesse remarquable. La tête du fœtus
se présentait dans une première position oblique, et rien
ne paraissait devoir s'opposer à la terminaison de l'accouchement.

(8)

Mais tout à coup le travail s'arrêta, et pendant plusieurs heures la femme n'éprouva aucune espèce de douleur. Cependant elle était extrêmement fatiguée, et paraissait avoir perdu le peu de force qui lui restait.

Le soir même de son arrivée, à onze heures, 12 grains de seigle ergoté lui furent administrés : deux douleurs eurent lieu.

A onze heures et demie, 12 autres grains de seigle furent donnés : la malade fut prise presque instantanément d'un tremblement général suivi d'irrégularité et d'intermittence dans les battemens du pouls : quelques contractions utérines eurent encore lieu; mais bientôt après, toute espèce de travail cessa.

Le lendemain, à onze heures et demie, un second scrupule de seigle ergoté fut administré : au bout de dix minutes, de fortes contractions utérines se manifestèrent, et, une demi-heure après, l'accouchement fut terminé.

L'enfant était bien portant, et il ne survint du côté de la mère aucune espèce d'accident.

IIIe OBSERVATION.

Accouchement déterminé par l'emploi du seigle ergoté.

Une femme d'une trentaine d'années s'est présentée tout récemment à notre amphithéâtre, pour y faire ses couches.

Le travail, après avoir marché d'une manière assez franche, se suspendit pendant un temps assez long. Il revint ensuite, mais avec moins de force que précédemment; enfin il se suspendit complètement.

Nous résolûmes de faire prendre à la malade un scrupule de seigle ergoté, en deux doses, à un quart-d'heure d'intervalle, et l'accouchement ne tarda pas à avoir lieu.

Aucun accident ne survint du côté de la mère, non plus que du côté de l'enfant.

IVᵉ OBSERVATION.

Accouchement déterminé par l'emploi du seigle ergoté.

Mme S***, âgée de 31 ans, mère de plusieurs enfans , d'une haute stature, mais d'une faible constitution, ayant eu ses règles pendant les quatre premiers mois de sa grossesse, fut prise des douleurs de l'enfantement, le 12 mars à quatre heures du soir.

Au bout de deux heures la matrice cessa de se contracter, et la malade se plaignit beaucoup de ses reins.

Vers neuf heures, les contractions utérines revinrent avec assez de force, et se soutinrent jusqu'à minuit : le col acquit, pendant ce temps, une dilatation égale à une pièce de trois francs ; ses bords étaient mous, et conservaient encore une certaine épaisseur. L'enfant se mouvait fréquemment et avec beaucoup de force.

Depuis minuit jusqu'à trois heures du matin, absence complète de toute espèce de douleurs ; la malade dort d'un sommeil fort tranquille.

De trois heures et demie à six heures, de fortes douleurs de reins se font sentir, la matrice est tout-à-fait inerte, et la malade demande instamment qu'on la débarrasse.

Nous nous décidons à administrer un scrupule de seigle ergoté : au bout de huit minutes le travail recommence avec plus de force que jamais, et, bientôt après, l'accouchement est terminé.

L'enfant jouit d'une bonne santé, et la mère ne tarde pas à se rétablir.

Vᵉ OBSERVATION.

Accouchement déterminé par l'emploi du seigle ergoté;
Par M. le docteur LEMAISTRE.

Une dame de 27 ans, d'une faiblesse remarquable, enceinte pour la seconde fois, fut prise, le 5 janvier, des douleurs de l'enfantement.

Au bout de quelques heures le col avait déjà acquis une dilatation égale à la largeur d'une pièce de trois francs, lorsque le travail se suspendit. Comme la malade était très-faible, M. *Lemaistre* crut devoir lui faire prendre un premier scrupule de seigle ergoté, qui ne produisit aucune espèce d'effet sur la matrice.

Au bout d'une demi-heure, un second scrupule de seigle fut administré; quelques douleurs se manifestèrent, mais elles ne se soutinrent pas.

Un troisième scrupule fut administré, et en moins d'une demi-heure l'accouchement fut terminé.

Il ne survint aucun accident du côté de la mère, non plus que du côté de l'enfant.

VIe OBSERVATION.

Accouchement contre nature.

Bassin mal conformé. — Emploi du seigle ergoté à trois reprises différentes. — Présentation des pieds en troisième position. — Issue prématurée du cordon ombilical. — Terminaison à l'aide de la main.

Françoise-Victoire Rivet, âgée de 27 ans, d'une constitution délicate, ayant eu autrefois une maladie à la hanche droite, et, par suite, un raccourcissement considérable du membre correspondant, se présenta à notre amphithéâtre, le 3 octobre, pour y faire ses couches.

Frappé des difformités de cette femme, nous voulûmes nous assurer de l'état de son bassin, et, après un examen attentif, nous nous assurâmes qu'il n'avait que les dimensions suivantes :

Le grand bassin avait perdu un pouce de largeur dans tous ses points.

Le détroit supérieur ne présentait, dans son diamètre antéro-postérieur, que trois pouces un quart, au lieu de quatre pouces.

Le détroit inférieur ne présentait aussi, dans son diamètre transversal, que trois pouces un quart, au lieu de quatre pouces.

La symphise des pubis avait deux pouces et demi de hauteur, au lieu d'un pouce et demi.

Enfin, la hauteur totale du bassin avait perdu un demi-pouce.

Cet état vicieux du bassin explique bien pourquoi MM. les professeurs *Dubois* et *Boyer* avaient autrefois conseillé à cette femme de ne point s'exposer à faire des enfans.

Quoi qu'il en soit, le travail marcha d'abord avec assez de force; mais bientôt après il se ralentit, puis cessa complètement. La malade, naturellement, avait épuisé une grande partie de ses forces.

Le 4 octobre, à neuf heures du soir, nous lui administrâmes un premier scrupule de seigle ergoté dans un demi-verre d'eau. Il ne produisit aucun effet, ce que nous attribuâmes à sa mauvaise qualité. (Il avait été pris chez un herboriste qui le conservait depuis fort long-temps.)

La nuit et le jour suivant se passèrent dans le repos, à cela près de quelques douleurs lentes et passagères.

Le 5, à dix heures du soir, un nouveau scrupule de seigle ergoté fut administré : cinq minutes après, la malade fut prise de contractions très-fortes et bien soutenues pendant une heure. Au bout de ce temps le travail se suspendit de nouveau : l'ouverture du col avait alors la largeur d'une pièce de trois francs.

Le reste de la nuit et la journée du lendemain se passèrent sans douleurs.

Le 6, à neuf heures du soir, 30 grains de seigle en deux doses, à un quart-d'heure d'intervalle, furent ad-

ministrés : cinq minutes après la seconde prise le travail recommença avec force, et cette fois il se soutint
jusqu'à l'entière dilatation du col.

A deux heures du matin les membranes se rompirent,
les eaux de l'amnios s'écoulèrent, et entraînèrent avec
elles une anse considérable du cordon ombilical. Les
battemens, d'abord très-prononcés, se ralentirent bientôt, et nous crûmes devoir procéder à la terminaison de
l'accouchement.

L'enfant était heureusement très-petit, sans quoi il eût
fallu recourir au forceps, et peut-être même à l'opéra-
tion de la symphyséotomie. Depuis l'accouchement il
n'est survenu aucune espèce d'accident.

VIIe OBSERVATION.

Inertie de la matrice, hémorrhagie utérine.

Emploi du seigle ergoté avec succès.

Mme D***, âgée de 36 ans, d'un tempérament lym-
phatique et d'une constitution molle, fit, il y a quinze
mois, à la suite de chagrins prolongés, une fausse-cou-
che de cinq mois et demi, laquelle fut suivie d'une perte
des plus abondantes. Mme D*** ne tarda cependant pas à
revenir de l'état de faiblesse dans lequel elle avait été
jetée par cet accident.

Au bout de six mois, elle devint enceinte pour la seconde fois. Sa grossesse fut assez pénible ; mais pourtant
elle parcourut toutes ses périodes sans qu'il survînt rien
de fâcheux.

Le 15 juillet, à deux heures du matin, Mme D*** res-
sentit les premières douleurs de l'enfantement. A quatre
heures elle était entièrement délivrée ; mais la matrice,
s'étant débarrassée trop brusquement de tout ce qu'elle

contenait, ne put revenir sur elle-même, et à l'instant elle fut frappée d'inertie; une hémorrhagie des plus graves eut lieu.

Mme G**, qui assistait la malade, mit en usage tous les moyens indiqués par l'art. Position, repos, refrigérans appliqués sur le ventre, les cuisses et la vulve, saignée même, rien ne fut épargné. Cependant l'hémorrhagie continua d'avoir lieu, quoiqu'avec moins d'intensité.

La sage-femme me fit demander vers cinq heures, et lorsque j'arrivai près de la malade, je trouvai sa matrice très-molle, et remontant jusqu'au-dessus de l'ombilic; elle contenait une grande quantité de sang en caillot; il ne s'écoulait presque rien au dehors.

L'indication à remplir était précise; il fallait introduire la main dans la matrice, la vider de tout le sang qu'elle contenait, et l'irriter de manière à se contracter. Cette manœuvre, ordinairement si efficace en pareil cas, fut ici sans aucun effet avantageux. La matrice resta dans le même état, et l'hémorrhagie persista.

Pénétré du danger que courait la malade, je me décidai à employer le seigle ergoté. J'en fis prendre 30 grains en deux doses dans un peu d'eau sucrée.

Cinq minutes après le premier verre, la matrice devint le siége de contractions, peu fortes à la vérité, mais sensibles au toucher. La seconde dose fut immédiatement administrée, et six minutes après, la matrice se contracta vigoureusement, et revint entièrement sur elle-même; dès-lors plus d'hémorrhagie.

Le reste du jour se passa assez bien : le sang ne reparut plus; mais la malade fut souvent prise de syncopes. Quelques cuillerées de bon vin vieux la mirent dans un état meilleur.

Le deuxième jour, il y eut un peu de somnolence et d'abattement; la matrice était toujours bien contractée sur elle-même, et se présentait au-dessus des pubis sous forme d'une tumeur arrondie, dure et volumineuse, comme une tête de fœtus à terme.

Le troisième jour, au matin, la fièvre de lait se déclara ; elle fut peu intense ; cependant les seins se gorgèrent d'une assez grande quantité de lait, et Mme D*** put allaiter son enfant.

Au bout de quinze jours elle était complètement rétablie.

Les observations que nous venons de rapporter prouvent de la manière la plus évidente l'efficacité du seigle ergoté pour ranimer les contractions utérines ; elles prouvent aussi que cette substance, employée à doses convenables, ne peut, dans aucun cas, donner lieu au moindre accident.

Usage du seigle ergoté pour opérer le décollement et l'expulsion du placenta.

Le seigle ergoté n'est pas seulement utile dans les cas où il convient de ranimer un travail languissant ; il peut encore être employé avec les plus grands avantages pour opérer le décollement et l'expulsion du placenta, soit après l'accouchement à terme, soit après l'avortement. Les praticiens sentiront combien, dans ce dernier cas, ce remède est précieux, puisque l'introduction de la main dans l'intérieur de la matrice est presque toujours impossible.

Le seigle ergoté, employé pour hâter la délivrance, doit être administré de la même manière et aux mêmes doses que lorsqu'il s'agit de l'accouchement.

M. *Villeneuve* pense que « au lieu de donner le médicament par les voies gastriques, on pourrait l'administrer en injections dans l'utérus même » ; reste à savoir s'il agirait avec autant d'efficacité.

Usage du seigle ergoté pour arrêter l'hémorrhagie utérine.

L'hémorrhagie étant presque toujours le résultat de l'inertie de la matrice, on conçoit facilement que le seigle ergoté, qui a la propriété de ranimer les contractions de l'organe, soit le remède par excellence en pareil cas. Nous l'avons plusieurs fois administré avec un succès qui tient vraiment du prodige. (Voyez page 12.)

Voici d'ailleurs un des faits les plus remarquables que nous ayons observés :

Une dame de 35 ans, mère de plusieurs enfans, fut prise, après son cinquième accouchement (le délivre étant sorti), d'une perte interne des plus considérables; la matrice présentait un volume presque égal à celui qu'elle avait avant l'accouchement ; elle était remplie d'une grande quantité de sang pris en caillot. Les forces de la malade étaient presque entièrement épuisées, la peau décolorée dans tous ses points, le pouls imperceptible, les extrémités froides : un scrupule et demi de seigle ergoté, en une seule dose, suffit pour ranimer les contractions utérines, et déterminer l'expulsion de tous les caillots contenus. Une fois la matrice revenue sur elle-même, tout écoulement de sang cessa, et la malade fut mise hors de danger.

Usage du seigle ergoté pour modérer l'écoulement des lochies.

Plusieurs médecins allemands vantent l'usage du seigle ergoté contre l'écoulement trop abondant des lochies; nous n'avons jamais eu occasion de vérifier le fait; mais puisque ce médicament réussit très-bien dans la leucorrhée, nous sommes conduits, par analogie, à penser qu'il peut être également très-utile dans le cas de lochies trop abondantes.

Doses et mode d'administration.

Pour que le seigle ergoté n'exerce aucune action fâcheuse sur l'économie, il convient de ne pas le donner à doses trop élevées. Les Anglais, pourtant, en ont administré de grandes quantités à la fois, mais il y a peut-être eu témérité de leur part.

Il convient, pour éviter sûrement toute espèce d'accident, de sonder en quelque sorte la susceptibilité des malades, et de ne porter d'abord la dose qu'à douze grains donnés en une seule fois. Si, au bout de dix minutes, ou un quart-d'heure, il n'est pas survenu de contractions utérines, on peut donner de nouveau une dose de douze grains; et, dans le cas où elle resterait sans effet, on devrait en donner une troisième, que l'on porterait de suite à vingt-quatre grains. Enfin, si, au bout d'une heure, le remède était encore resté sans effet, on pourrait donner une nouvelle prise de trente grains, après quoi la prudence veut qu'on s'arrête.

On donne le plus souvent ce médicament en poudre, que l'on délaie dans de l'eau rougie, du bouillon ou de la tisane. On peut aussi l'administrer dans des confitures, dans des pruneaux, etc.

Lorsque le seigle ergoté ne peut être pris par la bouche, on le donne dans un lavement préparé avec la décoction d'un gros de seigle, en poudre ou concassé, dans un demi-setier d'eau; on passe et on administre en une seule fois. Dans le cas d'insuccès on peut réitérer comme lorsqu'on administre le médicament par la bouche.

Le seigle ergoté , pour qu'on puisse compter sur son action , doit être récent et bien sec , car il s'altère facilement par le contact de l'air et de l'humidité.

GANGRÈNE SPONTANÉE DU SEIN DROIT ,

FAUSSEMENT ATTRIBUÉE A L'USAGE DU SEIGLÉ ERGOTÉ.

DEPUIS que le seigle ergoté est en vogue, les détracteurs de cette substance énergique n'ont pas manqué de lui attribuer beaucoup d'accidens qu'elle n'a jamais produits; ils ont même porté la mauvaise foi jusqu'à dire que certaines gangrènes spontanées étaient le résultat de l'introduction de ce médicament dans l'économie, lors même qu'ils savaient pertinemment que les malades n'en avaient jamais fait usage. Les faits que nous allons rapporter en fourniront la preuve la plus convaincante.

Nos lecteurs sauront bien, d'ailleurs, ce qu'il faut penser de ceux qui cherchent ainsi à propager de faux résultats, et n'ont point honte de mentir tout à la fois à leur conscience et à l'humanité.

Ire OBSERVATION.

« Émélie Cordier, âgée de 20 ans, née à Chitry, dé-
« partement de l'Yonne, d'une très-forte constitution,
« vint à Paris, et fut d'abord employée en qualité de
« domestique.

« Le 10 juillet 1829 elle entra à l'Hôtel-Dieu de Pa-
« ris, pour y être traitée des suites d'une chute qu'elle
« avait faite sur le dos, le 6 du même mois, étant char-
« gée d'une hotte de boulanger garnie de pains. Cette
« chute avait déterminé dans la région lombaire de
« très-vives douleurs, dues sans doute à la rupture de
« quelques fibres musculaires ; les règles, qui cou-

« laient au moment de l'accident, avaient été suppri-
« mées; enfin la malade éprouvait depuis lors un cra-
« chement et un vomissement de sang qui furent heureu-
« sement combattus par cinquante sangsues appliquées
« sur la région épigastrique, et l'usage des bains froids.
« De légers purgatifs durent aussi être administrés, pour
« combattre une constipation des plus opiniâtres. Il fallut
« en même temps avoir recours aux diurétiques, dans
« l'intention de ramener l'écoulement des urines, qui
« était totalement suspendu; ces derniers moyens furent
« sans succès, et on dut avoir recours au cathétérisme,
« qui fut continué pendant un mois tout entier (1).

« Le 15 septembre, étant parfaitement rétablie, la
« fille Cordier prit du service en qualité d'infirmière
« dans la salle Saint-Côme (Hôtel-Dieu), où elle resta
« pendant deux mois sans éprouver aucun dérangement
« notable; seulement elle se plaignit de douleurs à l'é-
« pigastre, qui étaient sans doute dues aux fleurs blan-
« ches dont elle était habituellement affectée.

« Après ce terme, la fille Cordier éprouva, entre les

(1) Ceux qui furent chargés de sonder la malade, reconnurent
chez elle la présence de la membrane hymen, ce qui était parfaitement en rapport avec ce qu'avait dit antérieurement la fille Cordier,
qu'elle n'avait jamais eu commerce avec les hommes. Nous insistons
sur cette circonstance, car, si la malade était vierge, elle n'avait
jamais été enceinte, et, conséquemment, jamais elle n'avait dû être
soumise à l'usage du seigle ergoté.

Nous devons aussi noter, ici, que la malade n'est sortie de l'Hôtel-
Dieu que parce qu'on la tourmenta beaucoup pour lui faire avouer
qu'elle avait eu des enfans, et qu'elle avait fait usage de seigle ergoté. On devine bien qu'elle aima mieux quitter l'hôpital que de
faire le mensonge qu'on sollicitait d'elle. Aujourd'hui la malade est
à l'hôpital Saint-Louis, et c'est là qu'en l'interrogeant et en l'exa-
minant avec soin, nous avons pu nous convaincre de la fausseté de
l'assertion de ceux qui ont dit que la gangrène spontanée qu'elle por-
tait avait été le résultat de l'emploi du seigle ergoté.

« deux épaules et au creux de l'estomac, un frisson suivi
« de fièvre, d'anxiété, et de douleurs dans les mem-
« bres. Au bout de huit jours apparut dans le creux de
« l'aisselle droite un petit bouton qui occasiona des dou-
« leurs insupportables, et disparut ensuite; mais les
« douleurs dont il avait été le siége se propagèrent au
« sein droit, et y occasionèrent une chaleur tellement
« vive, que la malade la comparait à celle qu'aurait pro-
« duite un fer rouge en traversant l'épaisseur de la ma-
« melle.

« Vingt-quatre heures après, des taches jaunâtres se
« manifestèrent sur la presque totalité du sein : on eut
« recours aux topiques de quinquina recouverts de larges
« cataplasmes émolliens.

« Quelques jours après, les taches, de jaunes qu'elles
« étaient, devinrent noires, et tombèrent en eschares
« gangréneuses. »

Tel était l'état de la malade, lorsque, ennuyée des
sarcasmes dont elle était l'objet, elle quitta l'Hôtel-Dieu
pour aller à Saint-Louis. On apprit, dans ce dernier hôpital, qu'elle avait reçu, peu de temps avant l'apparition
de son mal, plusieurs coups violens sur le sein, et que,
depuis, elle n'avait jamais cessé d'en souffrir.

Serait-ce à ces violences extérieures qu'il faudrait attribuer la gangrène dont elle a été affectée? Nous n'ose -
rions l'affirmer; toutefois, il nous paraîtrait plus raison-
nable de s'arrêter à cette cause, que d'aller, *par pure pré-
vention*, en chercher une autre dans un médicament dont
la malade n'a jamais fait usage.

Aujourd'hui, toutes les plaies du sein sont parfaitement
cicatrisées, mais la fille Cordier éprouve encore quelques douleurs. De plus, il s'est développé, au-devant du
bord antérieur de l'aisselle, un commencement de la
maladie que M. le professeur *Alibert* nomme kéloïde, et

c'est pour cette raison que la malade est encore à
l'hôpital.

IIe OBSERVATION.

GANGRÈNE SPONTANÉE DU SEIN GAUCHE,

OCCASIONÉE PAR LE SÉJOUR D'UNE AIGUILLE DANS SON
ÉPAISSEUR, ET FAUSSEMENT ATTRIBUÉE A L'USAGE INTÉ-
RIEUR DU SEIGLE ERGOTÉ.

Mlle Joséphine Petit, âgée de 20 ans et demi, d'un
tempérament bilioso-sanguin, et d'une constitution assez
délicate, n'ayant jamais eu de maladie grave antérieurement, entra à l'Hôtel-Dieu, salle St-Côme, n° 14, le
3 mai 1827, pour y être traitée d'une fracture compli-
quée de plaie, à la réunion des deux tiers supérieurs du
bras avec l'inférieur.

Une chute avait été la cause déterminante de l'accident.

Malgré les désordres existans, on se décida à placer
le bras dans un appareil convenablement disposé, et on
pansa toutes les fois que la chose fut nécessaire.

Au bout d'un mois, plusieurs esquilles ayant paru mo-
biles, on en fit l'extraction après avoir préalablement
pratiqué une large incision.

Bientôt le pus du foyer principal fusa vers le haut du
membre, et trois contre-ouvertures durent être faites.

Dans la suite l'état du membre s'améliora. Au bout de
neuf mois on supprima l'appareil, et on engagea Mlle Petit
à sortir de l'hôpital, bien que sa plaie ne fût pas encore
cicatrisée. Notre jeune malade quitta bien le lit dans
lequel elle avait été couchée, mais elle resta dans la
maison sous les auspices de la sœur St-Sauveur, dont elle
avait su se concilier l'affection : M. *Masson*, interne,
fut chargé de panser chaque jour la plaie du bras.

Au bout de dix-sept mois Mlle Petit reparut dans la salle, plusieurs esquilles nouvelles paraissant vouloir sortir. On en fit en effet l'extraction; et trois semaines après, la guérison fut complète. Mlle Petit sortit alors de l'hôpital, et entra chez Mme Cuny, maîtresse de pension, rue de Vaugirard, n° 72, où elle continua de jouir d'une bonne santé.

Le 31 octobre 1829 elle entra de nouveau à l'Hôtel-Dieu, salle St-Côme, n° 8, pour y être traitée d'une gangrène spontanée du sein gauche, déterminée par le séjour prolongé d'une aiguille dans son épaisseur.

On pansa la malade au moyen de cataplasmes émolliens; et une fois les eschares tombées, on couvrit la plaie de charpie enduite de cérat : on continua d'ailleurs l'usage des cataplasmes.

Au bout d'un mois la guérison fut complète. Mlle Petit sortit de l'hôpital, et rentra dans la pension de Mme Cuny.

Depuis, les plaies se sont ouvertes de nouveau, et n'ont pas tardé à se cicatriser.

Aujourd'hui la malade est guérie; seulement son sein est un peu rouge, et elle ressent de temps à autre quelques élancemens dans le point où l'aiguille a séjourné.

Nous ne devons pas omettre de dire que Mlle Petit n'a jamais été enceinte; qu'elle n'a jamais fait d'enfans, et qu'elle n'a jamais pris un atome de seigle ergoté.

Réflexions.

Le voilà donc mis au grand jour, ce mensonge fait à plaisir, et dans le seul but de blâmer une opinion qu'on ne veut pas partager, parce qu'elle est celle d'hommes contre lesquels on a certaine rancune. Comment peut-on s'oublier au point de faire tous ses efforts pour discréditer un remède que l'on sait être tout à la fois des plus efficaces et des plus innocens!

Ainsi les deux malades, sur lesquelles on s'est appuyé pour blâmer l'emploi du seigle ergoté, n'ont, à aucune époque de leur vie, fait usage du remède en question; jamais un atome de cette substance n'est entré dans leur économie : jamais ces femmes n'ont été enceintes : jamais elles n'ont fait d'enfans : donc on a eu le plus grand tort de dire que la gangrène dont elles ont été affectées avait eu pour cause l'usage intérieur du seigle ergoté.

FIN.

Sous presse, du même auteur,

DE LA

GANGRÈNE DE LA BOUCHE

CHEZ LES ENFANS,

Un fort volume in-8°, broché, avec planches.

Épernay, Imp. de Warin-Thierry et Fils,
et à Paris, quai de l'Horloge, n° 61.